CROHN DOENÇA

*

AJUDA ATURAL
e
CONSELHOS

Autor: Sheila Ber -
Consultor de naturopata.

CROHN DOENÇA AJUDA e CONSELHOS MELHORES – meu regime de sucesso pessoal.

MEU CONSELHO SIMPLES E MELHOR PARA VOCÊ:

Vitamina D3 deficiência é um fator importante para Crohn. Eu, pessoalmente, ter 8.000-10.000 UI por dia, dividido por 2, 2 x por dia.

Tente como eu tomar a dosagem acima, mas sempre com uma colher de óleo de linho ou de peixe, para otimizar a absorção. Vitamina D vai lhe dar energia, reduz a inflamação, equilibra sua tireoide e outros hormônios, protege contra o cancro, mantém o sistema nervoso saudável, ajuda a dormir melhor, e muito mais.

<u>Elimine açúcares</u> e substitua com mel em tudo! Mel é composto de mono-sacáridos e facilmente digerido pelo intestino aflito de Crohn, portanto menos crescimento bacteriano que causa inflamação. Tenta também levar 1/2 colher de chá de MEL de MANUKA, com estômago vazio, 1 hora antes da refeição.

Este mel cura qualquer ferida, dentro e fora do corpo!!! Contém peróxido de hidrogênio e outras propriedades benéficas que acelerar a cicatrização.

<u>*Se você é alérgico a frutose, não comer mel!</u> Tente a estévia.

Mel MANUKA é um produto da Nova Zelândia.

* Por favor note: se o mel não é armazenado corretamente, ou vem em uma embalagem inadequada, é vulnerável a contaminação bacteriana. Ele pode ser armazenado em temperatura ambiente, sempre com a tampa bem fechada.

Ajuda contra qualquer dor abdominal! Eu tentei quando eu tinha dor de um ataque de Crohn, a dor se foi. O custo é de cerca de US $12,00 para pequeno jarro, e dura por um tempo razoavelmente longo.

AÇÚCAR EM QUALQUER FORMA, É EXTREMAMENTE PREJUDICIAL PARA AS ENTRANHAS INFLAMADAS DOS PORTADORES DE CROHN.

Evite fumar e café, apenas uma vez por dia ou todos os dias! Em vez de café, para ser acordado e alerta, colocar um traço ou dois de PIMENTA CAIENA em 1/2 xícara de morno água, ou em saladas, sopas, pratos de qualquer. Ele faz maravilhas! Ele também tira dor!!!
Tomar diariamente: 2 colheres de sopa de VINAGRE de MAÇÃ em 1 copo de aquecimento de água, ajuda tremendamente! Absolutamente!

Leve também fruto de pó de PECTINA – ½ colher de chá em 1 copo de água morna. Isso alivia a irritação nas entranhas e cura.

A pectina é muito benéfica para saudável cólon e ajuda a lutar contra a artrite, Diabetes, colesterol alto, pressão alta e muito mais. Também é um purificador do sangue. Tomo também 1 bebê revestido aspirina 81 mg. todos os dias, ou todos os outros dias. Mantém inflamação baixo, e o sangue fino, devido a ESR elevado associado com a doença de Crohn.
Evita possíveis acidentes vasculares cerebrais em adultos mais velhos, devido a contagem de plaquetas de sangue elevado associado e ESR elevado
(Taxa de sedimentação de eritrócitos).

Você não vai se arrepender implementar as sugestões acima, como você está recebendo-os de sofredor um Crohn como você, que é maduro em anos, e com experiência, e quem tentou de tudo. Eu forneci neste livro, muitas sugestões úteis para situações de emergência. Se você não tentar, você nunca vai saber...

Verifique com seu G.P., seu nível de tireoide e também o nível de hemoglobina.
Precisa de pílulas de ferro (o melhor de origem vegetal). www.vitacost.com vende a um preço razoável - Item #CTL4026594. Tome 3 por dia com vitamina C - 500-1000 mg, por 3 meses.
Na dor intensa, para alívio imediato, também tome 1 colher de sopa de prata coloidal, mas swash na boca por alguns segundos e, em seguida, engolir. Em 5-7 minutos, a dor diminua.

*Além disso, tomar: <u>**COMPLEXO de ROBERT**</u> enzimático terapia (no Canadá o custo é de aproximadamente US $20,00). É extremamente útil evitar um ataque.*
Levá-lo 3 vezes por dia, durante vários dias apenas, em um estômago vazio até você se sentir melhor.
Dor de Crohn, dor abdominal, pode ser atenuada eficazmente também, com mistura de ervas cozidas (5 min.):

Sálvia, hortelã, anis. Bebida quente, várias vezes / dia. É muito de cura e desintoxicação. Não se esqueça o MEL de MANUKA, também para a dor!
<u>Não</u> : comer alimentos fritos!
<u>Não beber leite cru!</u> Você deve minimizar a beber leite. Você pode beber 2-3 copos por semana, mas <u>você deve fervê-lo primeiro</u>!!! Porque o leite tem uma bactéria específica que severamente agrava a condição de Crohn.

Se você fervê-lo, você não deve ter nenhum problema.
__Não__ o álcool da bebida, bebidas alcoólicas como tudo
contenham fermento. Crescimento de levedura é tóxico,
danificar e pode causar inflamação.
Quando você consome __bebidas e alimentos levedura__, tais
como: PIZZA, MASSA, VINHO, CERVEJA, consumir
com moderação e imediatamente tomar probióticos, para
se livrar da levedura no seu corpo, antes que fique fora de
controle. Probióticos também digerir e matar o fermento.
Alimentos levedura podem causar dependência.
- 7 -
__Comer__ : 2-3x por semana, SALMÃO peixe e frango
também. Estas são a cura para as entranhas e anti-
inflamatórios. Eles são benéficos para o coração, cérebro
e para a depressão também.
Tomar: Óleo de fígado de bacalhau: 2-3 colheres de sopa
diariamente. É anti inflamatório e mantém os vasos
sanguíneos em boa forma. Ele também ajuda a afastar a
depressão.

Come arroz diariamente, se você puder, até você ficar melhor. Quando você se sentir melhor, você pode aumentar suas batatas e ingestão de pão (pão integral ou 7 grãos). O arroz é os apenas carboidratos que melhor concorda com Crohn é afligido entranhas. Você pode cozinhá-lo de muitas maneiras diferentes.

Você pode até adicionar passas, em amêndoas, adicione 3 colheres de sopa de mel, 2 colher de sopa de óleo de semente de uva (melhor óleo) e 1/2 colher de chá de manteiga, noz-moscada, alguns (1/3 colher de chá) de casca de limão ralada, canela, 1/2 xícara de leite ou leite condensado (em lata).

Leve para ferver e cozinhe por cerca de 15 minutos. Coma frio ou quente.

A pior coisa que você pode fazer é sentir pena de si mesmo. Eu sei de que Crohn pode causar depressão. Mas você tem que tentar ser forte, positivo e esperançoso!

Você deve seguir em frente com a vida.
Você tem que ser flexível quando se trata de comida e entregar os itens que você causam problemas (inflamação).
* Se você cometer um erro e você comer alguma coisa que não deveria, ou se o stress faz com que um ataque, apesar dos esforços, não desista! Continue a lutar e todas as dicas dadas a você neste livro.
Leva tempo para curar, e lentamente você vai curar, eu prometo! No entanto, você tem que fazer algumas mudanças, você só tem que ou você poderia sofrer grande momento.
Experimente e visualize seus intestinos, e o que você pôr neles!

Sempre levar MEL para substituir o açúcar! Também MANUKA HONEY para dor. Levar também PROBIÓTICOS ("Primal Defense" é o melhor!) para manter nível microbiano e inflamação abaixo.

Se você é alérgico a frutose, não coma mel!
A maioria das pessoas não é alérgica ao mel.

Lembre-se: que o intestino pode curar a qualquer
momento, lenta e seguramente. Toma 3-5 dias para o
intestinal
tecido para cicatrizar, se você comer os alimentos certos.

No entanto, você tem que controlar o que você come e
quanto. Novamente, tente olhar para dentro de você.
Fique calmo, tente não se preocupar.
Se você se sente deprimido, você deve tomar complexo B 2
- 3 vezes por dia e L-Theanine (aminoácido) 1-2 cápsulas
por dia. Você pode beber café, não mais de uma vez por
dia, como isso pode agravar a inflamação em suas
entranhas. No entanto, ao mesmo tempo, café é benéfico
em elevar seu nível de serotonina, fazendo você conteúdo
de sentimento).

Para combater a depressão e a inflamação, tome também bacalhau 2 de dois a quatro 4 colher de sopa óleo de fígado diariamente. O óleo é extremamente útil e tem muitos benefícios de saúde. Contém vitamina A & D, também EPA e DHA. Que cobre o tecido do intestino para evitar que causa irritação, por qualquer coisa que você comer ou beber.
Se você gosta de comida chinesa, pode ser oleosa!
Legumes e arroz, que não são oleosos, são Okey. Molho de soja pode agravar Crohn, então tente ficar longe dele. Você pode adicionar 1-2 colheres de azeite, quando fritar sua comida.
Laranja também é muito agravante. Em vez de limão use Cal, como se sente melhor intestinos do Crohn. É menos ácidas.

Teriyaki de frango tem molho de soja e pode agravar. Bife é bom, batatas são Okey, adicionado de azeite no topo-los, alguns salsa, suco de limão e sal, é tudo cura e excelente degustação.

<u>Ovos</u> - Eu acho que se você comê-los 3 vezes por semana e então descansa 2-3 dias, alternadamente, seu corpo é menos provável desenvolver intolerância (alergia) para ovos. Mas então é individual.

Farinha de qualquer forma ou a forma (pão, bolos, biscoitos etc) branca pode ser prejudicial para Crohn, especialmente quando a alta inflamação presente. Você pode tentar algumas quando você começar a para se sentir melhor.

Eu comer pão integral ou 7 grãos, mas mantê-lo ao mínimo, porque a farinha converte em açúcares (polissacarídeos e dissacarídeos), e as entranhas têm dificuldade em digeri-los. Tomar enzimas para ajudar com isso.

Hidratos de carbono complexos, tais como o arroz está tudo bem. (Basmati é melhor!).

Batatas, está tudo bem, se comido 2 - 3 vezes por semana.
Devido ao seu elevado teor de fécula, o intestino pode ter
momento difícil digerindo-os. Sempre tomar enzimas
antes de qualquer refeição.
Sanduíche com carne cozida em casa é Okey, mas
definitivamente <u>não os frios!</u>
Carnes frias causará um ataque imediato e mais
inflamação como resultado. O intestino pode reagir muito
negativamente, incluindo a formação de obstrução
intestinal.
Os conservantes nas carnes frias: nitrato de sódio &
Nitrito de sódio, são cancerígenos e são também muito
agravantes para o Crohn está afligido entranhas.
<u>Não coma</u> : Maçãs, laranjas ou pizza, somente depois que
seus intestinos estão curados.
<u>Comer</u> : Bananas (excelente! mesmo 2-3x por dia),
brócolis é muito bom, mas devem ser lavada e fervida por
3-5 minutos, para torná-lo mais fácil sobre o intestino
para digerir.

As cenouras são muito bons, mas até que seu intestino ficar melhor, você deve cozinhar as cenouras por cerca de 5 minutos, para a digestão mais fácil.

Tomates são muito bons, mas podem irritar o intestino sensível. Você pode comer tomates frescos com azeite salpicado por cima e uma pitada de orégano.
Sabe muito bem. O azeite reveste o intestino, impedindo a acidez dos tomates, interagindo com eles.
Pizza - 1-2 fatias são Okey, mas por causa do fermento na crosta, você deve tomar 2 cápsulas de PROBIÓTICOS imediatamente, para evitar qualquer dano de fermento para o intestino. Probióticos vão digerir e matar o fermento.
Se você não fizer isso, você pode sentir dor e também inchaço, aumento da inflamação.

Panquecas são Okey, se você comer 2-3 e somente com MEL. Você pode adicionar canela ou noz-moscada para dar sabor.

Não utilize qualquer xarope, <u>nem mesmo o xarope de bordo</u>, devido ao alto teor de açúcar (dissacarídeos) que mais pode danificar as entranhas.

Você pode obter saboroso, não pasteurizado mel na loja de saúde. É uma marca popular no Canadá: o ouro do Dutchman. 1 kg é tão baixo quanto $9,00 mais impostos.

Por favor, tenha em mente que:
* Inflamação e dor é o resultado de, conforme as seguintes equações:

AUMENTOU STRESS + DIETA ÁCIDA + TOXINAS = CORPO MAIOR ACIDEZ = BAIXO pH ÁCIDO

MAIOR ACIDEZ = MAIOR NÍVEL MICROBIANO.

NÍVEL SUPERIOR MICROBIANA = MAIS TOXINAS = AUMENTO DA INFLAMAÇÃO E DOR!

RELAXAMENTO + DIETA LIGEIRAMENTE ALCALINA e ELIMINAÇÃO de TOXINA = diminuição DA ACIDEZ do CORPO = pH LIGEIRAMENTE ALCALINO.

Diminuição DA ACIDEZ = MENOR NÍVEL MICROBIANO = FLORA INTESTINAL EQUILIBRADA = diminuição DA INFLAMAÇÃO e DOR! = ÓTIMA SAÚDE!

ALCALINIZAR DIARIAMENTE!

COMO ALCALINIZAR o SEU CORPO: a maneira mais simples, mais econômica para alcalinizar o: 1/2 colher de chá bicarbonato de sódio em 1 xícara de água, diariamente. Se você estiver muito ácido, o acima pode ser feito duas vezes por dia.

Boa sorte!

SHEILA BER, 2013.

ISENÇÃO DE RESPONSABILIDADE.

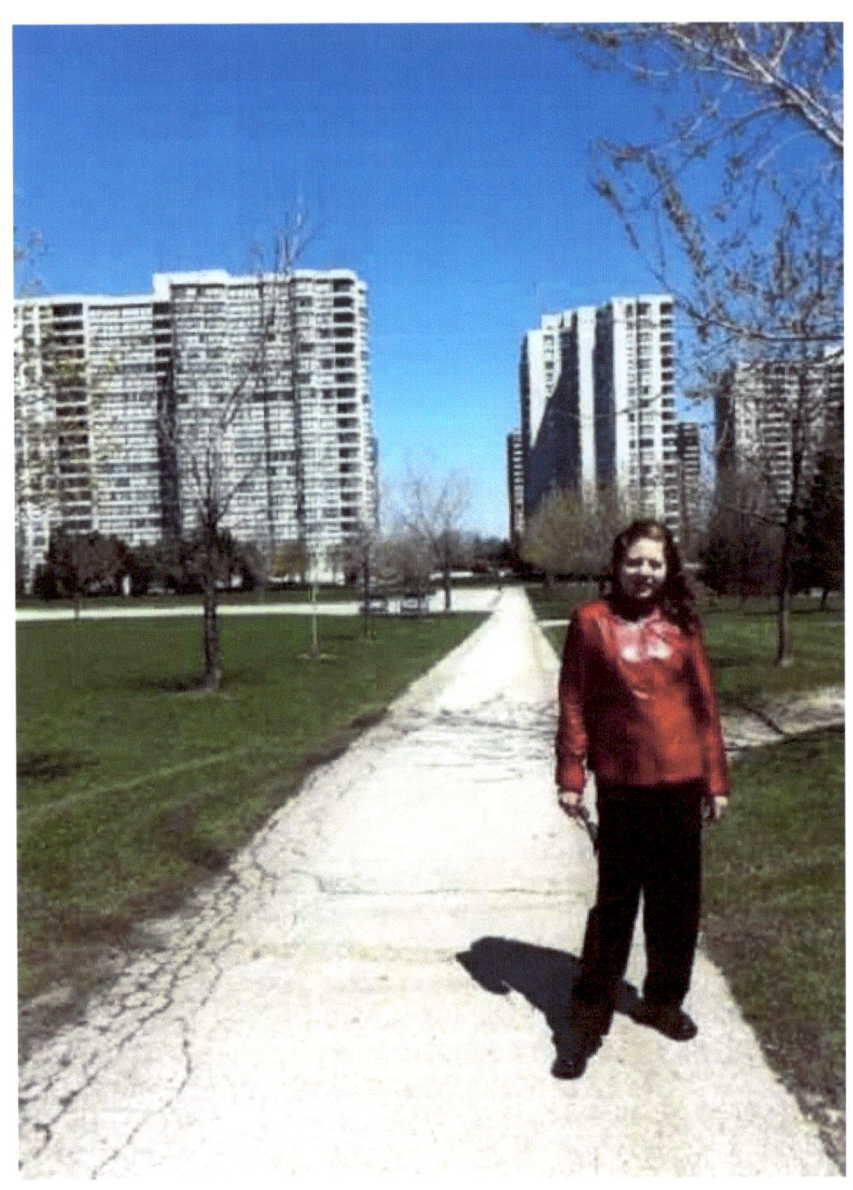

SHEILA BER, 2013.
(SHULLA)

Consulte os seguintes livros escritos também por Sheila Ber:
1. a "alcalinizar & sobreviver"
2. "insônia – tratamento Natural"
3. "artrite-ajuda & conselhos
4. "o pH Conexão"
5. "comer bem e perder peso"
em:

www.Amazon.com
www.Createspace.com
www.Kobobooks.com
www.Indigo.Chapters.ca

BIOGRAFIA SHEILA BER 2012.

Profissionalmente:

*Eu sou um **Tecnólogo Microbiological/química**, atualmente trabalhando como **consultor Naturopathic**.*
Eu trabalhei em microbiologia e química, por cerca de 12 anos, nas indústrias farmacêuticas, de cosméticos e produtos de higiene pessoal.

Eu comecei como uma analista microbiológico/química. Eu executei:
análise química e microbiológica de matérias-primas, produtos acabados, variedade de materiais de embalagem e sua compatibilidade com uma gama diferente de produtos acabados.

Foram efectuados testes de análise química com instrumentos tecnologicamente avançados até à data, como espectrofotômetros e outros aparelhos.

Incluindo estudos microscópico de uma variedade de bactérias, leveduras e fungos e incubação de amostras de exames microbiológicos.

Eu também estava envolvido em pesquisa e desenvolvimento e em formulações de grande variedade de produtos.
Eu já realizadas em muitas formulações e modificado um pouco quando exigido.

Meu trabalho incluído:
1) controle de qualidade das matérias-primas, produtos acabados, embalagens.

2) era responsável pela gestão e apoiar o pessoal de laboratório.

3) Além disso, eu realizaram inspeções em instalações de produção de chão, o equipamento, incluindo o sistema de ventilação e outros sistemas. Relatórios mensais sobre as conclusões, minhas recomendações e implementação de ações corretivas necessárias.

4) comunicação com Health Canada, particularmente para obter suas aprovações regulatórias para novos produtos e novas patentes. Proporcionando-lhes a documentação e informação MSDS da matéria-prima envolvida, em todas as formulações. Tremendamente gostei de todos os deveres acima.

É tecnicamente muito trabalho envolvido, muito interessante e desafiador.

Pessoalmente:

Geralmente, eu sou um pouco convencional, embora como envelhecendo, tornei-me um pouco mais convencional. Eu gosto de coisas retas, simples e descomplicada.
Eu gosto de ajudar as pessoas. Eu tento ver as coisas, situações, de diferentes perspectivas.
Eu abster-se de julgar os outros, mas preciso saber todos os factos e as razões para o seu comportamento particular, pensamentos e ações, antes de formar qualquer opinião.

Eu levo tudo com um grão de sal, sempre fica alerta e cautelosa.

A vida tem seus altos e baixos, mas sempre tento manter à tona. Tentar é a palavra chave!

Muitas vezes, verificar as minhas expectativas e mantê-los em perspectiva.

Eu tenho dois filhos adultos. Eu os amo muito, muito caro. Eu gosto de ser uma mãe carinhosa, não é perfeita e com sempre espaço para melhorias.

FORMAÇÃO ACADÊMICA:
Se formou com **honras em ciência,** *e com* **distinção em física.**

Seneca College
Microbiológica química/tecnologia

Escola técnica
Elaboração de arquitetura/mecânica

Escola de contabilidade
Contabilidade geral

<u>*OCUPAÇÃO:*</u>

Atualmente estou trabalhando como consultor naturopata.

<u>*HISTÓRICO DE EMPREGO:*</u>
DROGA de EMPRESA COMERCIAL - Toronto
Microbiológica química/tecnólogo

FABERGÉ - Toronto
Controle de qualidade / gerente de laboratório

REVLON - Toronto
Controle de qualidade / gerente de laboratório

Negócios da ACCENTURE para utilitários - Toronto
Contabilidade/administração

*Eu **vivia:***
1) Toronto, Canadá,
2) a Argentina, Buenos Aires.